Année scolaire
1908-1909

N° 7

THÈSE

POUR

LE DOCTORAT EN MÉDECINE

Présentée et soutenue le lundi 14 Décembre 1908, à 3 heures.

PAR

CARLIER (Frédéric-Martin-Edouard)

Né le 26 mai 1883, à Auchel (Pas-de-Calais)

L'OPÉRATION DE FREUND

dans le traitement de l'Emphysème pulmonaire

(REVUE GÉNÉRALE)

*Le Candidat répondra, en outre, aux questions qui lui seront adressées
sur les différentes parties de l'enseignement médical.*

Président de la Thèse : M. CARLIER

Suffragants
- MM. LEMOINE
- LAMBRET
- LE FORT

Suppléant : M. POTEL

LILLE

E. DUFRENOY, Éditeur
8, Rue Jean-Bart, 8

1908

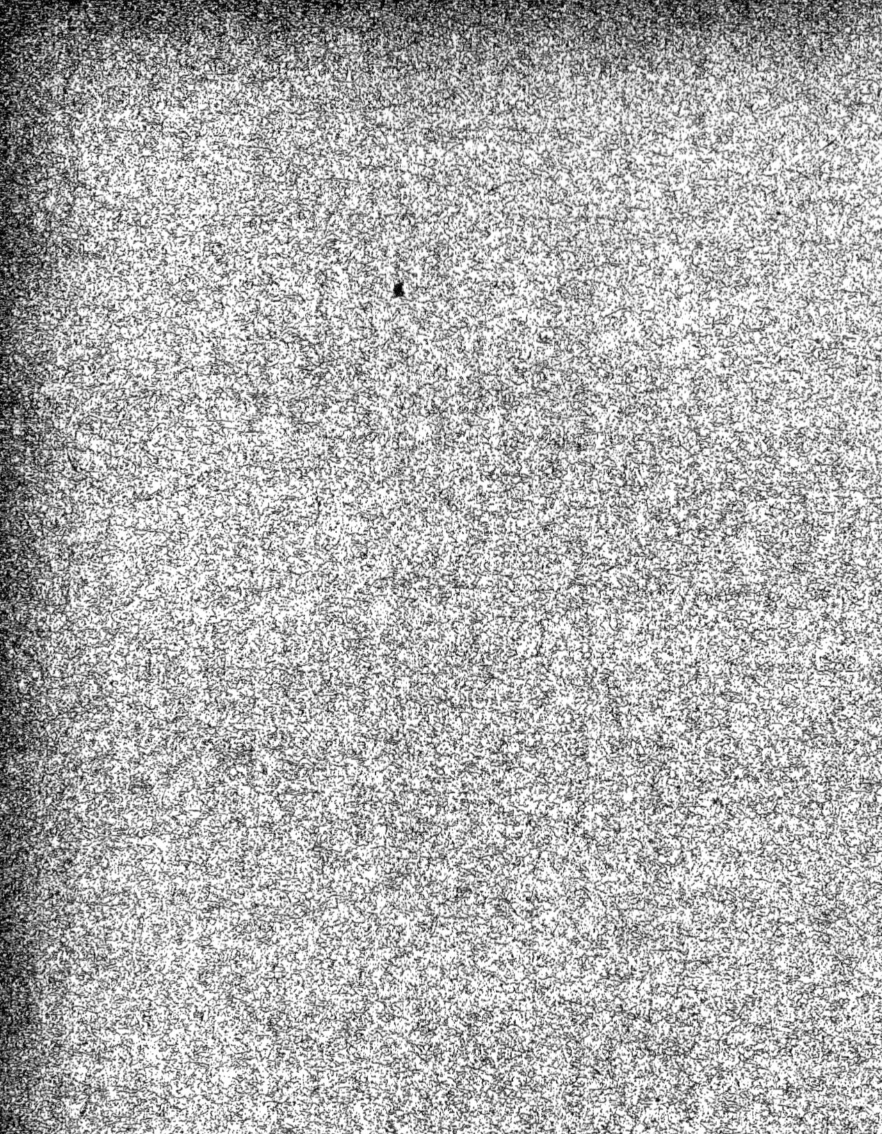

Année scolaire
1908-1909

N° 7

THÈSE

POUR

LE DOCTORAT EN MÉDECINE

Présentée et soutenue le Lundi 14 Décembre 1908, à 5 heures

PAR

CARLIER (Frédéric-Martin-Edouard)
Né le 26 mai 1883, à Auchel (Pas-de-Calais)

L'OPÉRATION DE FREUND

dans le traitement de l'Emphysème pulmonaire

(REVUE GÉNÉRALE)

*Le Candidat répondra, en outre, aux questions qui lui seront adressées
sur les différentes parties de l'enseignement médical.*

Président de la Thèse : M. CARLIER
Suffragants : MM. LEMOINE
LAMBRET
LE FORT
Suppléant : M. POTEL

LILLE

E. DUFRÉNOY, ÉDITEUR
8, Rue Jean-Bart, 8

1908

UNIVERSITÉ·DE LILLE

FACULTÉ DE MÉDECINE ET DE PHARMACIE

Doyen de la Faculté : M. COMBEMALE (✻, I. ᴑ. ᴍ).

Clinique médicale	MM. LEMOINE (I. ᴑ),	profess.
	COMBEMALE (✻, I. ᴑ, ᴍ),	id.
Clinique chirurgicale	DUBAR (O. ✻, I. ᴑ),	id.
Clinique des mal. cutanées et syphilit.	CHARMEIL (l. ᴑ),	id.
Clinique obstétricale	GAULARD (l. ᴑ),	id.
Clinique ophtalmologique . . .	BAUDRY (✻, I. ᴑ, ✚),	id.
Pathologie interne et expérimentale.	SURMONT (I. ᴑ),	id.
Pathologie externe et Clinique des maladies des voies urinaires. . .	CARLIER (l. ᴑ),	id.
Anatomie pathol. et pathol. générale .	CURTIS (I. ᴑ),	id.
Hygiène et bactériologie.	CALMETTE (O. ✻, l. ᴑ, ✚),	id.
Thérapeutique	CARRIÈRE (I. ᴑ),	id.
Médecine légale.	PATOIR (A. ᴑ),	id.
Physiologie	WERTHEIMER (l. ᴑ),	id.
Anatomie	DEBIERRE (✻, I. ᴑ),	id.
Histologie. . . . . , .	LAGUESSE (I. ᴑ),	id.
Chimie minérale et Toxicologie . .	LESCŒUR (l. ᴑ),	id.
Chimie organique.	LAMBLING (✻, I. ᴑ),	id.
Physique médicale.	DOUMER (I. ᴑ),	id.
Matière médicale et Botanique. . .	FOCKEU (I. ᴑ, ⚕, ✚),	id.
Pharmacie et pharmacologie . . .	GÉRARD (Ernest, I. ᴑ),	id.
Zoologie médicale et pharmaceutique	VERDUN (I. ᴑ),	id.
Parasitologie.	Th. BARROIS (I. ᴑ, C. ✚),	id.
Accouchements et Hygiène de la première enfance	OUI (I. ᴑ),	id.
Clinique chirurgicale infantile et orthopédie	GAUDIER (I. ᴑ),	id.

Cours complémentaires

Clinique médicale des enfants et syphilis infantile	MM. DELÉARDE (A. ᴑ),	chargé du cours
Médecine opératoire	LE FORT (A. ᴑ),	chargé du cours
Maladies du système nerveux . . .	INGELRANS (A. ᴑ),	chargé du cours
Pathologie externe.	POTEL,	chargé d'un cours
Médecine mentale	RAVIART,	chargé du cours
Clinique chirurgicale	LAMBRET (A. ᴑ),	chargé du cours

Doyen honoraire : M. DE LAPERSONNE (✻, I. ᴑ).

Professeurs honoraires : MM. MONIEZ (✻, I. ᴑ), MORELLE (I. ᴑ).

Agrégés en exercice :

MM. BÉDART (I. ᴑ, ✚), LAMBRET (A. ᴑ), GÉRARD (Georges) (I. ᴑ, ⚕, ✚), VALLÉE (A. ᴑ), INGELRANS (A. ᴑ), LE FORT (A. ᴑ), BUÉ (A. ⚕), RAVIART, BRETON, POTEL, DUBOIS.

Agrégés libres :

MM. THIBAUT (I. ᴑ, ✚), DELÉARDE (A. ᴑ).

La Faculté a décidé que les opinions émises dans les dissertations qui lui seront présentées, doivent être considérées comme propres à leurs auteurs et qu'elle n'entend y attacher aucune approbation ni improbation. (Décision de la Faculté en date du 28 février 1878).

A MON PÈRE ET A MA MÈRE

—

A MA SŒUR ET A MON BEAU-FRÈRE

—

A Monsieur le Docteur COMBEMALE

Doyen de la Faculté

Professeur de Clinique Médicale

Médecin de l'Hôpital de la Charité

(Internat 1906, Pavillon Victor Ollivier)

A Monsieur le Docteur DUBAR

Professeur de Clinique chirurgicale

Chirurgien de l'Hôpital de la Charité

(Internat 1906, Pavillon Victor Ollivier)

A MES AMIS

HISTORIQUE

L'opération de Freund dans le traitement de l'emphysème pulmonaire est de date récente, puisqu'elle ne fut exécutée qu'en 1906 ; mais elle avait été virtuellement proposée bien avant en 1858. A cette époque W. A. Freund étudia longuement dans deux mémoires les anomalies et les altérations primitives des cartilages costaux, et attribua à ces altérations certaines malformations du thorax très importantes dans la pathogénie de la tuberculose du sommet et de l'emphysème pulmonaire.

De ces altérations des cartilages costaux et de ces malformations thoraciques, qui, pour les classiques, ne sont que la conséquence des modifications du poumon, il fit la cause première de la plupart des tuberculoses pulmonaires et de certains cas d'emphysème. La diminution de longueur du premier arc costal, la perte de son élasticité à la suite de dépôts périchondritiques et périostiques entraîneraient le rétrécissement primitif de l'orifice supérieur du thorax, y créeraient par l'étranglement du sommet du poumon un lieu de moindre résistance favorable à la localisation de l'agent pathogène de la tuberculose. Pour l'emphysème, l'allongement des cartilages costaux, leur rigidité, leur ossification auraient pour résultat la distension secondaire du poumon.

Ces recherches passèrent à peu près inaperçues, et FREUND ne reprit sa théorie qu'en 1901, dans une discussion devant la Société de médecine Berlinoise, et proposa la mobilisation opératoire du thorax. Il en fit encore le sujet de plusieurs publications en 1902 et 1906.

D'autres auteurs allemands étudièrent la question. HART consacra un important travail à l'anomalie des cartilages costaux et aux désordres respiratoires consécutifs, et, de même qu'HOFMAN, défendit le principe de l'intervention.

Mais les conclusions de FREUND ne furent pas admises sans contestations ; HOFBAUER et ROTSCHILD, en particulier pour la tuberculose pulmonaire, nièrent que le rétrécissement de l'orifice supérieur du thorax fût cause de la localisation du bacille de KOCH au sommet du poumon ; ils mirent en doute le bénéfice de la chondrectomie.

Pour l'emphysème, la plupart des auteurs qui s'en sont occupés, entre autres PAASLER, HILDEBRAND, COHN, SEIDEL, GOODMAN et WASCHMANN, ont insisté sur la justesse probable de la théorie, et sur les indications nettes que donne l'exploration thoracique.

La première opération pour emphysème date de 1906, elle fut exécutée par HILDEBRAND et relatée par FREUND lui-même. KAUSH fit la première chondrectomie pour tuberculose en 1907.

Depuis, l'opération, véritable expérience physiologique, fut répétée quatorze fois, et la plupart par des chirurgiens allemands ; les chirurgiens étrangers imitèrent peu cet exemple ; elle ne fut faite en France que par M. LAMBRET, et en Amérique par GOODMAN et WASCHMANN. Et si le nombre encore restreint des observations cliniques de même que leur publication un peu hâtive ne permettent pas de porter sur la chondrectomie un jugement définitif, les résultats obtenus plaident en faveur de la conclusion des notions formulées par FREUND, et autorisent de nouvelles tentatives thérapeutiques contre cette affection si opiniâtre de l'emphysème pulmonaire.

ANATOMIE PATHOLOGIQUE ET PATHOGÉNIE
DE L'EMPHYSÈME PULMONAIRE

Théorie de Freund

L'emphysème pulmonaire est un état pathologique du poumon caractérisé par la distension
excessive, permanente des alvéoles pulmonaires,
avec ou sans atrophie de leurs parois.

Sous cette formule on englobe plusieurs formes :

1° L'emphysème alvéolaire chronique, appelé
aussi emphysème à gros poumons ;

2° L'emphysème atrophique sénile, ou à petits
poumons ;

3° L'emphysème des tuberculeux ;

4° L'emphysème alvéolaire aigu, ou distension
simple du poumon :

5° L'emphysème interlobulaire, ou interstitiel.

L'emphysème des tuberculeux n'est qu'une lésion
localisée qui se voit à la périphérie de lésions
tuberculeuses en activité ou en voie de guérison.
L'emphysème alvéolaire aigu n'est qu'une modification passagère du parenchyme pulmonaire survenue brusquement sous l'influence d'une affection

aiguë, s'accompagnant d'une dyspnée intense, corps étrangers des voies aériennes, broncho-pneumonie, bronchite capillaire ; bien que certains auteurs le considèrent comme le premier stade de l'emphysème alvéolaire chronique ; plus souvent, si la cause disparaît, le retour à l'état normal s'effectue. Quant à l'emphysème interlobulaire, qui résulte de la déchirure des vésicules pulmonaires distendues, il faut plutôt le considérer comme une complication que comme une variété d'emphysème pulmonaire.

Aussi éliminant ces trois formes secondaires et peu importantes, restent seulement dans notre cadre l'emphysème alvéolaire chronique et l'emphysème sénile.

Anatomie pathologique. — A l'autopsie d'un emphysème alvéolaire chronique, on est tout d'abord frappé par la dilatation extrême de la poitrine. Si l'on enlève le plastron chondro-sternal, les poumons, au lieu de s'affaisser, font saillie au dehors, et apparaissent dilatés, en état d'inspiration forcée. Les poumons, extraits du thorax, sont considérablement augmentés de volume. Leurs bords antérieurs et leur sommet, arrondis, s'avancent vers la ligne médiane ; ils sont d'apparence blanchâtre ou grisâtre, et présentent à leur surface un dessin en mosaïque qui n'est autre que la limitation des lobules plus visible que normalement. La consistance du poumon est diminuée ;

au toucher il · donne une sensation comparée par
LAENNEC à du duvet. Le poumon conserve souvent l'empreinte des côtes ; la pression du doigt
y détermine un godet qui montre que le tissu
pulmonaire revient difficilement sur lui-même, qu'il
a perdu son élasticité.

Au microscope on peut reconnaître deux degrés
de lésions. Dans le premier l'infundibulum est
dilaté, et sa cavité se trouve agrandie par l'atrophie
des parois alvéolaires, avec distension et allongement des fibres élastiques. La perforation des
parois des infundibula et la formation de cavités
caractérisent le second degré, avec la déchirure
et la disparition en grande partie des fibres élastiques. Ces transformations du tissu élastique
sont presque constantes ; pour beaucoup d'auteurs
elles constituent la lésion la plus importante, d'où
résultent l'oblitération des capillaires et la dégénérescence des cellules endothéliales.

Dans l'emphysème sénile, les poumons sont
diminués de volume, et ils s'affaissent après ouverture de la cage thoracique ; ils présentent aussi
des dilatations des plus fines ramifications de
l'arbre bronchique.

Pathogénie. — Telles sont, d'après les auteurs
classiques, les lésions les plus fréquentes de l'emphysème alvéolaire. Mais à quelles influences rappor-
ter ces modifications du parenchyme pulmonaire,
et peut-on véritablement considérer l'emphysème

alvéolaire chronique comme un emphysème essentiel ?

Deux théories proposent une explication pathogénique de l'emphysème. Pour les partisans de la théorie mécanique, la perte de l'élasticité pulmonaire et la distension alvéolaire ne seraient que la complication de nombre d'affections pulmonaires. Parmi ces affections il faut citer surtout les affections dyspnéiques, et au premier rang l'asthme, ensuite les corps étrangers des voies aériennes, les rétrécissements des canaux respiratoires, la coqueluche, les bronchites prolongées et répétées, l'inhalation des gaz irritants, les adhérences pleurales, les déviations du rachis. Cette théorie mécanique invoque l'effort soit inspiratoire, soit expiratoire. Dans l'inspiration forcée les parois des alvéoles sont distendues à l'excès par l'air accumulé que l'effort expiratoire est impuissant à expulser. Ce défaut d'expulsion d'air peut être dû à diverses causes, soit à un rétrécissement inflammatoire des bronches, soit, d'après LAENNEC, à l'existence d'un bouchon muqueux, soit à une contracture bronchique. Dans d'autres cas et pour un certain nombre d'auteurs, la distension alvéolaire serait le fait des efforts expiratoires exagérés, et surtout de la toux. Enfin toutes les circonstances qui s'accompagnent de surmenage respiratoire et d'effort seraient susceptibles de déterminer l'emphysème ; c'est ainsi que certaines professions, celles de chanteur, de musicien, de joueurs d'instruments à vent, de débardeur, prédisposent à cette affection.

Si les arguments de cette théorie mécanique sont valables et justement reconnus par la majorité des auteurs, il ne saurait être question d'admettre constamment cette explication. Dans le passé de certains emphysémateux, on ne rencontre, en effet, aucune des causes que nous venons d'énumérer, ou bien, si l'on rencontre quelqu'une de ces causes, elle paraît absolument minime. C'est à ces cas qu'on applique la dénomination d'emphysème essentiel. Louis en admettait l'existence. Virchow, qui partageait cette manière de voir, pensait qu'il s'agissait d'un état particulier du poumon datant de l'enfance. D'après Louis, Waters, Hirtz, cet emphysème serait souvent héréditaire ; il est fréquent de rencontrer l'emphysème chez les ascendants d'emphysémateux ; à côté de cette hérédité directe, il faut ajouter l'hérédité indirecte, qui comprend les différentes manifestations de l'arthritisme. Pour la pathogénie de cet emphysème essentiel, que ne peut expliquer la théorie mécanique, on invoque la théorie dystrophique. D'après elle, la dilatation alvéolaire serait le résultat d'un état particulier du poumon, de résistance amoindrie du tissu pulmonaire se développant sous une influence inconnue. C'est ici qu'intervient la théorie de Freund.

Théorie de Freund

Après des recherches poursuivies pendant près de 5o ans, après un grand nombre d'autopsies d'emphysémateux, Freund admit que dans l'emphysème essentiel la cause première de l'altération du poumon doit être cherchée dans une anomalie de la cage thoracique consécutive à une involution spéciale des cartilages costaux.

Fonctions des cartilages costaux dans la respiration. — La cage thoracique est circonscrite en arrière par la colonne vertébrale, en avant par le sternum, latéralement par les côtes et cartilages costaux. Le diaphragme sépare en bas la poitrine de l'abdomen. Parmi ces éléments du squelette thoracique la colonne vertébrale est une partie rigide qui sert de pivot aux mouvements des côtes. Chaque côte est unie à la colonne vertébrale par deux arthrodies, l'articulation costo-vertébrale proprement dite dont les mouvements sont minimes, et l'articulation costo-transversaire qui est le siège des mouvements d'abaissement et d'élévation des côtes. En avant le sternum, les cartilages costaux et les côtes sont réunis par les articulations chondro-costales et chondro-sternales qui présentent des analogies avec les articulations costo-vertébrales et, comme elles, sont le siège de mouvements très limités.

Quand le thorax passe de l'état d'expiration à

la position inspiratoire, tous les diamètres de la
poitrine sont augmentés. L'ampliation du diamètre
vertical a pour principal agent la contraction du
diaphragme ; quand ce muscle se contracte, prenant
un point d'appui sur ses attaches costales et
vertébrales, il repousse vers le bas les organes abdominaux logés dans sa concavité ; en même temps,
prenant un point d'appui plus ou moins fixe sur les
viscères abdominaux refoulés, il attire vers le haut,
et par conséquent en dehors, les côtes inférieures, et
contribue ainsi à augmenter les diamètres transversal
et antéro-postérieur de la partie inférieure de la
poitrine.

Les diamètres antéro-postérieur et transversal des
régions supérieure et moyenne de la poitrine sont
augmentés par les mouvements costaux. Sous
l'action des muscles inspirateurs, les côtes, d'abaissées
et d'inclinées en bas et en avant qu'elles étaient par
rapport à la colonne vertébrale, se relèvent pendant
l'inspiration et se placent dans des plans presque
perpendiculaires au rachis. En même temps par le
fait des connexions articulaires avec le rachis, par le
fait de la triple courbure des côtes, chaque côte
exécute un mouvement de torsion qui tend à tourner
au dehors et en haut sa convexité primitivement
dirigée vers le bas.

Au cours de ces mouvements, chaque côte se
comporte comme un levier, du troisième genre
dont le point d'appui est en arrière à l'articulation
costo-vertébrale, la puissance a sa partie moyenne où

s'insèrent les muscles inspirateurs, et dont la résistance répond à sa partie antérieure. Le sternum, étant un os rigide intimement lié aux côtes par les cartilages costaux, suit naturellement le déplacement des côtes. Il se porte en avant quand les côtes s'élèvent, en agrandissant le diamètre antéro-postérieur du thorax. Mais les articulations chondro-sternales ne possédant qu'une mobilité très limitée, et ne répondant que très peu aux mouvements de torsion et d'élévation des côtes, les cartilages costaux doivent y suppléer par leur élasticité.

Chez un sujet normal chaque cartilage costal possède à l'état d'expiration une torsion sur son axe comme la côte qui lui est adjacente. Dans l'inspiration la côte communique au cartilage son mouvement de torsion et de translation en avant. Sous cette influence, le cartilage costal tordu redresse sa courbure. Il tend ainsi à devenir rectiligne en contribuant utilement à agrandir le diamètre antéro-postérieur de la poitrine ; et, continuant le mouvement des articulations chondro-sternales insuffisantes, il efface par sa flexibilité l'angle dièdre qui l'unit au sternum et accentue la position de celui-ci en haut et en avant.

L'ampliation des diamètres du thorax n'y est pas identique dans les différentes parties ; à la région supérieure le diamètre antéro-postérieur surtout est augmenté ; à la partie moyenne les diamètres transversal et antéro-postérieur sont presque dans le même rapport ; la partie inférieure

G. — 2.

se dilate surtout aux dépens des diamètres transversal et oblique. Cette différence est en relation intime avec la disposition anatomique des côtes et des cartilages costaux. Chaque arc costal possède une courbure et une torsion qui lui sont propres, et non superposables à celles des arcs voisins. Le mouvement spiroïde des cartilages costaux est beaucoup plus accentué aux cartilages inférieurs et moyens qu'aux cartilages supérieurs qui sont courts et presque rectilignes. Comme le dit Freund, l'effort inspiratoire doit surmonter une force progressivement croissante de bas en haut et qui atteint son maximum au niveau des deuxième et troisième cartilages costaux ; et le soulèvement des côtes moyennes et inférieures doit correspondre à égalité au mouvement spiroïde des cartilages.

Quand le thorax revient à sa position d'expiration, les côtes, n'étant plus soulevées par les muscles inspirateurs, s'affaissent, les cartilages reviennent à leur position primitive et récupèrent leur torsion.

Nous voyons en résumé que les cartilages costaux ont un rôle important dans l'inspiration et dans l'expiration, grâce à leur élasticité qui leur permet de suppléer à l'immobilité relative des articulations chondro-sternales. Il en résulte que, pour remplir leurs fonctions, les côtes et les cartilages costaux doivent avoir une longueur, une forme, une situation, une courbure et une élasticité bien déterminées.

Lésions primitives des cartilages costaux.

— Freund a rencontré chez les sujets atteints d'emphysème avec dilatation rigide du thorax des altérations très caractéristiques. Ces altérations peuvent débuter chez des sujets relativement jeunes, puisque Freund les a vues constituées à l'âge de 16 ans.

Macroscopiquement, ils apparaissent déformés irrégulièrement avec augmentation de tous leurs diamètres ; aussi sont-ils plus longs et plus épais que les cartilages normaux. Par suite de leur augmentation de volume et d'épaisseur, ils redressent leur courbure et leur torsion et deviennent complètement rectilignes. Ils ont perdu toute élasticité et leur rigidité est telle que tout essai de flexion les brise facilement, contrairement au cartilage du jeune sujet qu'il est possible de plier en tous sens. Ils se laissent sectionner avec plus de difficulté que normalement. A la coupe ils apparaissent d'une teinte jaune sale, creusés de cavités remplies de matière peu consistante ; on y remarque des taches blanchâtres qui ne sont autres que des plaques calcaires. Quelquefois on trouve même des cartilages ossifiés en totalité.

La modification histologique la plus caractéristique et la plus constante est pour Freund une fasciculation, une sorte de fibrillation du cartilage. On y rencontre aussi des foyers d'ossification et des foyers de nécrose.

Ces altérations débutent constamment par le

centre du cartilage, il est très fréquent de rencontrer des cartilages dont la surface est encore blanche et translucide alors que le centre est en grande partie calcifié. Mais on rencontre quelquefois des cartilages entourés d'une gaine compacte ossifiée avec dégénérescence peu avancée de la région centrale ; FREUND l'attribue à de la périchondrite provoquée par l'activité exagérée des muscles respirateurs ; elle se voit surtout au niveau de la première côte, et FREUND ne lui donne que peu d'importance dans la pathogénie de l'emphysème.

Ces modifications des cartilages existaient dans la plupart des cas opérés où l'examen histologique fut fait.

Pour FREUND il s'agit ici d'une altération spéciale, totalement différente de la transformation sénile du tissu cartilagineux chez les vieillards. Ces lésions pourraient quelquefois être héréditaires, car il les a rencontrées débutant sur des cartilages de nouveau-nés.

Répartitions des lésions des cartilages costaux. — Les lésions des cartilages costaux peuvent se répartir de deux façons différentes.

Dans une première forme la dégénérescence débute et se localise d'abord au niveau des 2e et 3e cartilages ; elle est souvent unilatérale et siège plus souvent au côté droit qu'au côté gauche. La lésion peut ainsi rester limitée à telle ou telle partie du thorax en donnant lieu à des déformations localisées d'apparence scoliotique. Plus souvent elle s'étend, gagne les 2e et 3e cartilages gauches pour envahir finalement les cartilages moyens et inférieurs. Le 1er cartilage n'est pris que très tardivement et souvent même il reste normal. FREUND a donné à cette forme le nom de dilatation rigide partielle progressive. Elle atteint surtout les sujets jeunes et sa marche serait rapide et fatale.

Dans le second type, désigné sous le nom de dilatation rigide généralisée, les cartilages sont atteints presque tous en même temps. Le premier cartilage est souvent encore indemne, cependant dans deux cas la dégénérescence paraît avoir débuté par lui. Ce type est l'apanage de l'âge avancé ; il peut rester stationnaire et paraît avoir un meilleur pronostic.

Modifications consécutives du thorax et du poumon. — De ces lésions cartilagineuses résultent les modifications du thorax. L'augmentation de volume et de longueur du cartilage, sa rigidité ont pour effet de refouler le sternum et la côte. Le sternum est rejeté en haut et en avant ; si les lésions sont unilatérales il est porté du côté sain et le thorax paraît asymétrique ; si les lésions sont bilatérales le manubrium est directement porté en haut, la distance qui le sépare du cartilage thyroïde est diminuée et le cou paraît raccourci.

La côte, refoulée en dehors, doit, par suite de

la forme et de la direction de ses articulations vertébrales, prendre une position inspiratoire. Elle est donc portée en dehors, en haut et en avant d'une façon permanente. Alors tous les diamètres de la poitrine sont augmentés et la forme en tonneau du thorax est absolument caractéristique. Dans ce thorax en dilatation rigide, l'expiration devient impossible, et les articulations costales ne disposent plus que d'un jeu de plus en plus limité. L'hypertrophie des muscles expirateurs accessoires témoigne de l'obstacle mécanique qui s'oppose au mouvement des côtes ; en particulier, le triangulaire du sternum, si insignifiant à l'état normal, s'hypertrophie d'une façon adéquate au degré de dégénérescence du cartilage costal. Quand la position inspiratoire ainsi obtenue du côté du sternum et des côtes a atteint ses dernières limites, les cartilages qui augmentent encore de longueur, arrivent à un degré de tension tel qu'ils sont forcés de s'incurver en dehors.

Peu à peu ces lésions gagnent la partie inférieure du thorax qui s'évase et prend à son tour la position inspiratoire permanente. Le diaphragme, qui s'insère à ces côtes rejetées en dehors, est distendu. Au lieu de la coupole qu'il forme normalement, il prend une forme aplatie. Ses excursions respiratoires diminuent d'amplitude. Finalement, quand l'évasement de l'orifice inférieur du thorax est devenu rigide, le diaphragme en état de tension permanente s'amincit et peut aller jusqu'à présenter l'atrophie avec dégénérescence graisseuse.

Correspondant à cette dilatation rigide du thorax en état d'inspiration forcée, le poumon ne peut plus se livrer au jeu normal du rythme respiratoire. Il doit se distendre, et l'emphysème alvéolaire apparaît. Il se montre d'abord aux bords antérieurs derrière les cartilages les premiers lésés, puis il s'étend de là aux parties voisines avec les progrès de la dilatation. Ce début local est pour FREUND une des meilleures preuves que l'emphysème est consécutif aux lésions des cartilages costaux. Le poumon ainsi distendu n'est pas altéré dans son parenchyme ; il peut reprendre son volume normal quand on le soustrait à l'aspiration thoracique, car il a conservé son élasticité. Loin de faire issue hors du thorax comme dans l'emphysème dû à une sténose de l'arbre bronchique, si l'on sectionne un espace intercostal ce poumon se rétracte immédiatement vers son hile, moins toutefois que le poumon sain, il paraît être en collapsus comme dans l'emphysème sénile.

Application et appréciation de la théorie de Freund. — Telle est la théorie de FREUND. Il en résulte qu'il existe un emphysème alvéolaire, mais non pas toutes les formes d'emphysème comme le dit FREUND expressément, causé par la dilatation thoracique en relation avec les lésions décrites des cartilages costaux.

La conclusion thérapeutique de FREUND paraît logique et la voici : que dans une autopsie d'emphysémateux à dilatation thoracique rigide, l'on sectionne un cartilage déformé, la côte ainsi libérée retombe en bas et en dedans en position d'expiration. Que sur le vivant on sectionne plusieurs de ces cartilages lésés, les côtes auparavant rigides suivront tous les mouvements du rythme respiratoire ; qu'on répète cette opération sur tous les cartilages altérés, la poitrine se mobilisera entièrement, et les phénomènes de distension secondaire du poumon disparaîtront.

La théorie de FREUND est séduisante, et, bien qu'elle soit contraire à toutes les données classiques sur l'emphysème, elle a pour elle le résultat des opérations pratiquées jusqu'ici. Nous verrons, par l'examen des opérations, que dans la plupart des cas opérés, on a rencontré les lésions décrites des cartilages costaux, que la libération de chaque côte a permis à celle-ci des mouvements d'une amplitude de 2 à 3 cm. et même dans quelques cas, les meilleurs, la mobilisation complète du poumon a été obtenue. Si, dans ces cas l'exagération de volume du poumon avait été primitive et la dilatation du thorax secondaire, les côtes sectionnées auraient tout au moins dû rester fixées dans la même position qu'auparavant, et il serait difficile d'admettre que le poumon serait revenu aussi vite à la normale. D'ailleurs ce retour à l'état normal ne peut s'effectuer qu'autant qu'il n'y a pas atrophie secondaire des fibres élastiques.

Dans une thèse récente sur l'anatomie pathologique de l'emphysème pulmonaire, AMEUILLE conclut que les lésions du poumon emphysémateux, tant du côté de l'épithélium que de celui des vaisseaux et des fibres élastiques, sont passives. secondaires, et dues seulement à la distension prolongée des alvéoles ; que la cause de cette distension réside dans l'augmentation de volume et de longueur, la détorsion des cartilages costaux. Et même, allant beaucoup plus loin que FREUND dans cette voie, pour lui cet accroissement et cette prolifération, cette calcification sont les aboutissants normaux de la vie du cartilage, si bien que, dans une certaine mesure, l'emphysème serait une affection inévitable à laquelle le poumon doit aboutir tôt ou tard.

OBSERVATIONS

OBSERVATION I

HILDEBRAND. — *Zeitschrift fur experimentelle Pathologie und Therapie*, 1906, III, 479.

Homme de 46 ans, entré le 6 février 1906, dans le service du Pr KRAUSE. Depuis 10 ans, il avait une une grande gêne respiratoire survenue à la suite d'une pneumonie très grave. La dyspnée s'était accrue peu à peu ; depuis un an elle était continue avec crises de suffocations fréquentes. Le séjour au lit était devenu presque impossible. Il avait de la dilatation cardiaque avec pouls irrégulier, de l'œdème des membres inférieurs, des urines légèrement albumineuses. Le thorax était dilaté, rigide, en tonneau ; le cou très court, les arcades costales extrêmement évasées. Dans l'inspiration la plus profonde, l'ampliation thoracique était au plus de deux centimètres. La capacité vitale était de 900 cmc. La limite inférieure du poumon se trouvait en avant au bord inférieur de la septième côte, et en arrière au niveau de l'apophyse épineuse de la 1re vertèbre lombaire.

Dans les semaines suivantes, les accidents s'accroissent, l'orthopnée devient continue, la peau froide, la face cyanosée.

Le 8 mars 1906. — Opération par le Pr HILDEBRAND, sous anesthésie locale. Incision légèrement courbe, découvrant les 2me et 3me cartilages costaux droits. Dissection des attaches du grand pectoral ; chacun de ces cartilages est réséqué sur une longueur d'environ 15 millimètres, en taillant chaque fragment en coin par en bas ; dès que l'excision est faite, les côtes correspondantes tombent en attitude d'expiration et se mobilisent régulièrement avec la respiration, contrairement aux côtes voisines qui restent rigides. Les cartilages excisés sont volumineux, couleur jaune brunâtre.

9 mars. — L'amélioration de la dyspnée est grande, le malade peut dormir couché.

Dans les jours suivants l'œdème des jambes et l'ascite augmentent, de même que les accidents cardiaques. L'état général s'améliore à la suite de médications tonicardiaques, digitale et diurétine.

Le 24 mars. — Le Pr HILDEBRAND résèque les 2me, 3me et 4me cartilages costaux gauches. Les cartilages réséqués ont le même aspect qu'à la précédente opération. Le résultat immédiat est moins net que la première fois, peut-être à cause de l'hypertrophie considérable du cœur qui, de ce côté, entrave la rétraction des côtes.

16 avril. — La respiration est devenue plus profonde et plus calme. Il n'y a plus de crises paroxystiques de dyspnée. La cyanose des mains et de la face a diminué, de même que l'œdème des extrémités. L'expansion respiratoire du thorax est de 7 cm. La capacité vitale est montée de 900 cmc. à 1400 cmc. La limite inférieure du poumon se trouve au bord supérieur de la septième côte en avant, et à la dixième dorsale en arrière. A la radioscopie, on constate que les côtes opérées se meuvent librement dans la respiration.

En septembre de la même année, l'état général est toujours bon, la mobilité thoracique conservée depuis l'opération. Mais le cœur est encore dilaté, il y a toujours des palpitations et de l'œdème.

Observation II

MORH-HAASLER. — VON BRAMANN. — *Berliner Klinische Wochenschrift*, 8 juillet 1907.

Homme de 46 ans, verrier. Il souffrait depuis 5 ans d'un emphysème très prononcé, rebelle à toute thérapeutique, avec gêne respiratoire continue et fréquents accès de suffocation. Le thorax était dilaté, en tonneau, complètement rigide. L'expansion respiratoire du thorax était des plus réduites. La matité cardiaque était presque complètement disparue. Les cartilages costaux de chaque côté de la poitrine étaient rigides, épais et saillants.

Le 15 avril 1907. — Le Professeur HAASLER réséqua un fragment de 3 cm. des deuxième et troisième cartilages costaux droits, en enlevant 1 cm. environ de chaque côte correspondante.

L'amélioration fut évidente, la respiration devint plus libre, les crises de dyspnée cessèrent.

A la fin de mai, les accidents reparurent avec toux et suffocation, et le malade réclama de lui-même une nouvelle intervention.

Le 29 mai. — Résection par le Professeur VON BRAMANN, de 4 cm. des deuxième, troisième, quatrième et cinquième cartilages costaux gauches et des extrémités correspondantes. Aussitôt les cartilages sectionnés, les côtes s'affaissèrent en position expiratoire ; à travers la plèvre amincie, on put voir le poumon avec sa teinte ordinaire, et non point blanchâtre comme dans l'emphysème commun.

A la fin de juin, la respiration est ample et large, il n'y a plus de crises de suffocation. L'expansion respiratoire du thorax est de 5 cm. Le bord inférieur

du poumon répond à la septième côte en avant, à la
onzième dorsale en arrière (il descendait à la douzième
dorsale avant l'opération).

A la fin de juillet (Stiéda), les accidents étaient
réapparus en partie; ce qui fut attribué à ce que les
fragments ostéo-cartilagineux enlevés du côté droit à la
première opération s'étaient régénérés en partie.

OBSERVATION III

Passler et Seidel. — *Munchener medizinische Wochenschrift*,
17 septembre 1907.

Homme de 50 ans, taille moyenne. Il avait eu anté-
rieurement de nombreuses attaques de rhumatisme articulaire; à l'âge de 42 ans, il aurait eu, à deux reprises,
de la diphtérie avec myocardite qui n'a laissé aucune
trace. Depuis cinq ans, il a la respiration difficile quand
il se livre au moindre mouvement. A l'état de repos
il n'a aucune gêne respiratoire; par contre, les efforts
les plus faibles, la montée de quelques marches d'escalier, une promenade de cinq à dix minutes, provoquent une forte dyspnée. Dans le décubitus horizontal,
la dyspnée disparaît peu à peu, et après un quart
d'heure environ n'existe plus. Aussi l'incapacité de travail est presque absolue, malgré le peu de fatigue que
son métier de surveillant lui impose.

Avant de le réformer définitivement, on le fait entrer
à l'hôpital pour lui faire suivre une cure d'air et de
repos.

Dans l'état de repos au lit, la respiration est à
peine accélérée. Le thorax présente le type de la déformation en tonneau, et paraît absolument rigide. A la
hauteur du mamelon, l'expansion respiratoire thora-

cique est de 2 centim. Les cartilages costaux des deux côtés paraissent convexes, incurvés en dehors, élargis, rigides sans la moindre élasticité. Le cou est très court. L'ouverture inférieure du thorax est très dilatée. Le thorax est si fortement jeté en avant que les inspirations les plus profondes provoquent à peine un léger soulèvement du sternum. La respiration est purement abdominale. Au cours de légers efforts, la dyspnée apparaît aussitôt, le visage devient anxieux, les muqueuses cyanosées. La limite inférieure du poumon siège en avant à hauteur de la septième côte, en arrière à la hauteur de la douzième vertèbre dorsale. La matité cardiaque est disparue. L'expiration est très prolongée et difficile. Par ci par là, il y a dans la poitrine quelques ronchus, mais pas de bronchite, ni d'expectoration, ni de toux. La capacité vitale est de deux litres. Le cœur et le pouls sont normaux, les urines normales ; pas d'œdème, pas de cyanose des extrémités. — Le cas apparaît absolument favorable à l'opération de FREUND.

Le 7 juin 1907. — Opération par SEIDEL, sous chloroforme. Une incision fut conduite, parallèle au bord droit du sternum et toute voisine de ce bord, s'étendant depuis la clavicule jusqu'au bord supérieur du sixième cartilage costal. On découvre les premier, deuxième et troisième cartilages en incisant directement sur chacun d'eux le grand pectoral ; pour découvrir les 4me et 5me cartilages ou dissocie simplement les fibres du même muscle. Le 1er cartilage est absolument calcifié, dur comme de l'os ; pas à pas on le sectionne avec la pince de Luer (pince gouge), et en enlève ainsi par morceaux un fragment de cartilage de 13 millimètres environ. Aussitôt après cette excision, la côte, auparavant immobile, se met à suivre nettement les mouvements respiratoires. Les cartilages 2, 3, 4, 5 sont réséqués, en conservant le périchondre, sur une étendue de 2 cm., et cela sans peine avec la scie de Gigli. Les côtes ainsi sectionnées tombent immédiatement en bas et en dedans, et se meuvent d'une façon régulière à l'inspiration et à l'expiration, ce qui apparaît nettement par comparaison avec les côtes encore intactes. Par la brèche qu'avait laissée le quatrième cartilage, on voyait à travers la plèvre se mouvoir le poumon de couleur normale. Suture du grand pectoral ; drainage par des lamelles de gaze des pertes de substance des deuxième et quatrième cartilages, suture de la peau.

Les fragments réséqués peuvent être coupés au couteau, mais leur section est plus difficile que sur des cartilages sains. Leur surface de section est brunâtre. Dans l'épaisseur du quatrième cartilage on trouve une plaque calcaire de la dimension d'un pois. Au microscope on voit une fibrillation et une dégénérescence du cartilage, avec une infiltration calcaire de tous les fragments.

Dans les jours suivants, il n'y a aucune réaction au niveau de la plaie, à part un emphysème sous-cutané grand comme une assiette à sa partie supérieure. Au quatrième jour la capacité vitale descend jusqu'à 1200 cmc. La dyspnée a complètement cessé.

Examen à la sortie le 13 juillet 1907. La moitié droite du thorax est notablement plus aplatie que la gauche. Au niveau des 2me et 3me cartilages, tout à côté du sternum, on sent des dépressions très nettes. Le thorax se dilate tout entier à l'inspiration, surtout à sa partie supérieure. L'expansion respiratoire thoracique à la hauteur du mamelon est de 5 cm. Le côté gauche non opéré se meut également plus fort qu'avant l'opération, mais moins que le droit. La respiration a pris un type costal. La limite inférieure du poumon est en avant au bord supérieur de la 7me côte, en arrière à la hauteur de la 11me dorsale ; elle est mobile sur une étendue de 1 cm. 5. La capacité vitale est de 2700 cmc. Le cœur est encore recouvert par le poumon. Le patient, depuis son opération, n'a plus jamais eu de dyspnée ; il monte trois étages sans peine, peut courir 300 mètres et parler immédiatement après sans aucune gêne respiratoire ; il peut se livrer à des travaux manuels pénibles, et sort de l'hôpital pour reprendre son métier.

Le résultat se maintenait entièrement un an après l'opération.

OBSERVATION IV

STIÉDA. — *Munchener medizinische Wochenschrift,*
26 Novembre 1907.

Homme de 51 ans, pêcheur, entre à l'hôpital le 17 juin 1907, pour des douleurs dans le bras droit survenues à la suite d'une contusion de l'épaule droite. Depuis trois ans il éprouve des troubles dyspnéiques quand il se surmène un peu. Au cours de cette année sa gêne respiratoire a augmenté, et il doit souvent cesser le travail. Il a fait deux séjours à l'hôpital sans résultat. Dans les deux derniers mois son état s'est considérablement aggravé, et il ne peut faire 20 pas, ni monter deux marches d'escalier sans s'arrêter. Le décubitus dorsal est impossible et le patient passe la plus grande partie de ses nuits assis sur une chaise.

On constate au niveau de la face antérieure du bras droit une exostose rugueuse de 5 cm. de longueur. L'expansion respiratoire du thorax est à peine de un demi centimètre au niveau d'une ligne passant par le creux de l'aisselle, et de 1 centimètre au

niveau de la ligne passant par le mamelon. La
forme du thorax est en tonneau évasé vers le bas.
Les cartilages costaux sont perceptibles ; ils paraissent
un peu élargis et convexes en avant, non élastiques.
Les muscles expirateurs accessoires interviennent
nettement dans la respiration. Les limites du poumon
sont en avant au niveau du bord inférieur de la
huitième côte, en arrière à la hauteur de l'apophyse
épineuse de la onzième dorsale. Les limites inférieures
du poumon ne se modifient pas pendant les actes
successifs de la respiration. Le bruit respiratoire est
très faible dans toute l'étendue de la poitrine. Les
bruits du cœur sont normaux ; le pouls est petit, un
peu accéléré, irrégulier avec cyanose des extrémités.
Il n'y a pas d'œdème, pas d'albumine dans les urines.

Le 25 juin 1907. — Abrasion de l'exostose.
Consécutivement à cette opération, les troubles dyspnéiques augmentent beaucoup.

Le 8 juillet 1907, après anesthésie au chloroforme, sur le côté droit du thorax, incision courbe
à concavité dirigée en dehors, commençant à la
deuxième articulation chondro-sternale et finissant
presque au niveau du mamelon droit. Après dissection
de la peau, on dissocie les fibres du grand pectoral
suivant leur direction normale pour mettre à nu les
2e, 3e, 4e cartilages costaux. On détache à la rugine
le périchondre et le périoste. On résèque 2 cm. du
cartilage et 2 cm. de la côte au niveau du premier
arc costal. Sur les 2e, 3e et 4e arcs costaux, on enlève
2 cm. 5 du cartilage. On abrase alors soigneusement
le périoste et le périchondre au niveau des portions
réséquées, et on s'efforce de rendre lisse chaque surface de section. Du côté gauche, opération complètement analogue. On peut voir alors les mouvements

des poumons sous la plèvre extrêmement mince, mais non intéressée ; les côtes mobilisées se placent en position d'expiration et oscillent suivant le rythme respiratoire. La plèvre se déprime profondément vers l'intérieur de la cage thoracique. Suture complète de la plaie.

Les cartilages enlevés sont durs, rigides, fasciculés, de coloration brun-jaunâtre ; il s'est formé à leur intérieur des cavités remplies d'une sorte de matière molle.

7 juillet. — Nuit assez bonne. Douleurs modérées. Respiration régulière et complètement libre.

10 juillet. — Le malade se lève. Etat général bon. Il peut passer la nuit complètement au lit.

12 juillet. — Le patient a de la gêne respiratoire pendant la nuit et est forcé de se lever.

17 juillet. — Respiration plus libre. Nuits calmes, même sans narcotique. Plaie opératoire complètement réunie.

Etat à la sortie. — La région des portions de côte réséquées paraît un peu déprimée et s'enfonce dans les inspirations profondes. L'expansion respiratoire du thorax est de plus de 1 cm. au niveau de la ligne axillaire et de presque 2 cm. à hauteur des mamelons. La limite inférieure du poumon est, en avant, située à la 8e côte, elle est un peu mobile ; en arrière, elle est à la 11e côte, à peine mobile. Le bruit respiratoire est plus fort dans les lobes supérieurs que dans les lobes inférieurs. La respiration se fait encore nettement à l'aide des muscles accessoires.

Nouvel examen le 9 août 1907. — L'expansion thoracique est de 2 cm. à hauteur de l'aisselle, de 3 cm. au niveau des mamelons. On constate une mobilité d'environ 2 cm. du bord inférieur des poumons.

Nouvel examen le 3o août 1907. — L'expansion respiratoire des poumons est encore très augmentée, les parties inférieures du thorax sont mobiles dans les inspirations profondes. La matité cardiaque devient perceptible. La limite inférieure du poumon est en avant dans le 6ᵉ espace intercostal, et, en arrière, à la 11ᵉ côte. Pas de râles bronchiques. Les muscles accessoires n'interviennent plus que très peu dans la respiration. Chaque côte sectionnée montre une mobilité de 2 à 3 cm. La capacité vitale, qui était de 165o cmc. avant l'opération, est maintenant de 2367 cmc. — Etat général très amélioré. Nuits calmes sans aucun malaise.

Le résultat se maintenait entièrement bon six mois plus tard.

Observations V et VI

Friedrich. — *Munchener medizinische Wochenschrift,* 7 janvier 1908.

Dans une communication à la Société médicale de Harbourg, Brauer cite sans aucun commentaire deux cas d'emphysème pulmonaire opérés par Friedrich, avec un très bon résultat.

Observation VII

Goodman et Waschmann. — *Medical Record,* 16 mai 1908.

Homme de 41 ans, ayant des troubles respiratoires depuis presque 8 ans, et qui, en raison de fréquentes crises de dyspnée survenant presque chaque jour, est incapable de tout travail depuis environ 5 ans. Il a employé tous les traitements sans obtenir aucun soulagement. Thorax en tonneau rigide, avec signes classiques d'emphysème. Quelques symptômes d'artério-sclérose, dyspnée très marquée et cyanose dès le plus léger effort. Cœur mou. Pas de souffles cardiaques. Expectoration abondante, ne contenant plus de bacilles tuberculeux.

Le 15 octobre 1908. — Sous anesthésie locale, on procède à la résection du second cartilage droit. Le malade souffre tellement, et est si dyspnéique qu'on est forcé d'employer l'anesthésie générale. Les troisième et quatrième cartilages sont alors réséqués sur son étendue d'environ 2 cmc., et la plaie est suturée avec un petit drain en bas.

La seconde nuit suivant l'opération, le malade dormit sans interruption depuis 10 heures du soir jusqu'à 5 heures du matin, pour la première fois depuis de nombreuses années. La toux et l'expectoration diminuèrent peu à peu, et disparurent presqu'entièrement. De l'œdème se montra aux extrémités une semaine après l'opération, mais il disparut dans l'espace de quelques jours.

Le malade se trouvait transformé depuis cinq semaines, quand des crises de dyspnée firent de nouveau leur apparition. A l'examen on s'aperçut que l'expansion respiratoire du thorax était aussi peu prononcée qu'avant l'opération. Les côtes avaient de nouveau leur ancienne consistance rigide due à la régénération des cartilages réséqués. Le malade était si heureux du soulagement obtenu pendant les quelques semaines qui suivirent son opération, qu'il se déclara prêt à subir une seconde intervention qui sera faite plus tard.

Observation VIII

Goodmann et Waschmann. — *Medical Record*, 16 mai 1908.

Homme de 50 ans, peintre. Il avait toujours joui d'une bonne santé, quand, il y a dix-huit mois, survinrent de fréquentes crises de dyspnée contre lesquelles des remèdes variés demeurèrent impuissants. Il a usé une grande quantité d'adrénaline en injections hypodermiques sans obtenir de soulagement. Il est incapable du moindre travail.

A l'examen, nombreuses traces de piqûres hypodermiques, veines superficielles très dilatées. Cyanose des muqueuses et de l'extrémité des doigts. Hypertrophie de tous les muscles respiratoires accessoires. Respiration superficielle, thorax rigide, expansion respiratoire très petite.

Le 10 mars 1908, anesthésie par l'éther et le chloroforme. Résection des troisième, quatrième et cinquième cartilages droits sur une étendue de 2 centim., et en même temps ablation du périchondre pour prévenir la régénération produite dans le premier cas.

La troisième nuit suivant l'opération, le malade pouvait dormir tranquillement; disparition de la cyanose. L'expansion respiratoire du thorax monte de 2 centim. à 5 centim.

Le 6 avril 1908, après anesthésie générale, le second cartilage droit, les deuxième et troisième cartilages gauches sont réséqués avec le périchondre antérieur. On dissèque la couche postérieure du périchondre qui est rabattue sur la coupe de la côte correspondante et fixée par un ou deux points de catgut. Suture de la plaie sans drainage. Après cette opération, sommeil paisible, disparition complète de la toux

et de la cyanose. L'expansion respiratoire monte à
6 centim. Cependant il y a encore un peu de dyspnée
après les longues marches, à cause de l'hyperfonction-
nement du cœur. La capacité vitale, qui, avant la
seconde opération, était de 1800 cmc., est maintenant
de 2700 cmc.

OBSERVATION IX

GOODMANN et WACHMANN. — *Medical Record*, 16 mai 1908.

Homme de 52 ans, cocher. Depuis quatre ans, il
est gêné par de la toux, de fréquentes crises de dyspnée
suivies d'épuisement. Thorax dilaté et rigide, avec
signes physiques de l'emphysème. Veines superficielles
très saillantes. Face cyanosée. Conjonctives injectées.
Expansion respiratoire 2 cm.

. *Le 31 mars 1908*, opération avec anesthésie par
éther et chloroforme. Les 2e, 3e, 4e cartilages droits
sont réséqués. Le périchondre est rabattu sur l'extrémité costale sectionnée et fixée comme dans le cas
précédent. Suture de la plaie sans drainage.

Le malade ressentit quelques douleurs dans la plaie
pendant deux jours. Sommeil paisible à partir du
cinquième jour. Le patient est grandement amélioré,
et, à part deux légers accès de dyspnée, il se sent
tout à fait bien depuis l'opération.

OBSERVATION X

GOODMAN et WASCHMANN. — *Medical Record*, 16 mai 1908

Homme de 52 ans, tailleur. Il souffre de dyspnée
et de toux depuis 15 ans. Il ne peut faire deux cents
pas sans souffrir de manque d'air et de cyanose.

Emphysème avec le classique thorax en tonneau, rigide et immobile. Cyanose très marquée des muqueuses et de l'extrémité des doigts. Artério-sclérose. Albumine dans les urines. Pas de bacilles de KOCH dans les crachats.

Opération le 14 avril 1908, anesthésie par le chloroforme et l'éther. Les deuxième, troisième et quatrième cartilages costaux droits, les deuxième et troisième cartilages gauches sont réséqués, et le périchondre traité comme dans les cas précédents. Pas de drainage.

Dès le quatrième jour le malade peut se livrer à des exercices qui, auparavant, le faisaient suffoquer. Son expansion respiratoire thoracique, qui était de 2 cm., est montée à 5 cm.; et sa capacité vitale, qui était de 1000 cmc., est maintenant de 1800 cmc. L'élévation en masse du thorax est presque entièrement disparue.

Les cartilages enlevés dans ces quatre cas, examinés par le Dr KAPLAN, ont montré les lésions caractéristiques décrites par FREUND, des dépôts calcaires avec foyer d'ossification.

OBSERVATION XI

LAMBRET. — Echo Médical du Nord, 5 avril 1908.

Homme de 33 ans, glaceur. Il a eu, il y a cinq ans, une pleurésie qui a été soignée dans le service du Pr LEMOINE à l'Hôpital Saint-Sauveur; depuis il tousse tous les hivers, mais depuis un an son état s'est aggravé, il est en proie à une dyspnée permanente entrecoupée de crises paroxystiques très pénibles ; il en est arrivé à ce point qu'il ne peut plus faire régulièrement son travail, qu'il est obligé d'abandonner tous les quinze jours pour se reposer.

A l'examen on constate que le thorax est dilaté en tonneau ; il est à peu près immobile ; même dans l'inspiration forcée, l'ampliation thoracique atteint à peine 1 centimètre. Les cartilages costaux sont hypertrophiés et déformés. La face cyanosée, le nez surtout, montre que l'hématose est insuffisante.

La sonorité est exagérée à la percussion sur toute l'étendue du thorax ; la matité cardiaque est très diminuée ; de même la matité hépatique, bien que le foie ne déborde pas les fausses côtes ; à l'auscultation, inspiration humée, expiration prolongée, râles ronflants et sibilants dans les deux poumons, bruits du cœur perceptibles uniquement à l'orifice tricuspide. En arrière, il existe de la submatité aux deux sommets et les vibrations thoraciques sont un peu augmentées. La capacité pulmonaire, mesurée au spiromètre par M. le Pr agrégé BRETON, atteint 1350 cmc. Pas de fièvre, pas d'œdème des jambes, pas d'albuminurie.

Le 10 novembre 1907. — Résection des deuxième, troisième et quatrième cartilages costaux, par M. LAMBRET, opération très sanglante ; les moindres veinules donnent beaucoup de sang ; résection sous-périostée du cartilage ; pour assurer la pseudarthrose et empêcher la reproduction ultérieure du cartilage, M. LAMBRET suture une languette du muscle grand pectoral au périchondre de façon à combler la loge du cartilage. L'opération est très bien supportée par le malade, qui, dès son réveil, se trouve très soulagé ; l'après-midi se passe dans d'excellentes conditions, de même la journée du lendemain ; la respiration se fait beaucoup mieux, et ce mieux est constaté par le malade et tout le service. Brusquement, dans la nuit, il meurt en une demi-heure dans une crise d'oppression. L'autopsie, pratiquée par M. le Pr CURTIS, a montré qu'il s'était produit un œdème aigu du poumon.

Observation XII

Cohn. — *Deutsche medizinische Wochenschrift*, 5 mars 1908.

Homme de quarante-cinq ans, qui souffrait depuis 25 ans de son emphysème sans avoir eu auparavant aucun accès d'asthme pour expliquer cette affection. Quelques attaques antérieures de rhumatisme articulaire grave ; à chaque accès de rhumatisme l'emphysème s'est aggravé. De temps en temps, crises dyspnéiques qui sont séparées par des intervalles de repos.

Depuis 6 mois, l'état s'est entièrement modifié, la dyspnée est atroce, le malade n'est soulagé par rien, bien qu'il ait employé tous les moyens thérapeutiques connus. Il peut à peine manger, car le refoulement du diaphragme par l'estomac lui donne des accès d'asphyxie. La défécation est tout aussi pénible. Le cœur droit est très dilaté, avec pulsations épigastriques visibles à distance. Dilatation des veines sous-cutanées de la tête, du cou et des parois abdominales. La limite inférieure du poumon est en avant, au bord inférieur de la sixième côte; en arrière, à hauteur de la première vertèbre lombaire. La mesure de la capacité vitale donnait 1.500 cmc. Le patient était donc en proie à des troubles graves, et il fallait s'attendre, pour peu que cet état persistât, à ce que les lésions secondaires du cœur devinssent un danger pour la vie.

Incision curviligne ; dissociation des fibres du grand pectoral ; incision du périoste et du périchondre à la limite de l'os et du cartilage sur une étendue de quelques centimètres. Le périoste et le périchondre sont détachés à la rugine. Chaque cartilage est réséqué avec le costotome sur une longueur de 2 à 3 cm. en empiétant sur la côte. Cette résection est faite sur les deuxième, troisième, quatrième et cinquième cartilages droits.

Extirpation du périoste et du périchondre postérieur
pour éviter toute régénération des fragments réséqués.
Une petite blessure de la plèvre, faite pendant la
résection de la troisième côte, n'eut aucune importance ;
on fixa un tampon sur l'ouverture si bien qu'on l'aperçut
à peine, et à la fin de l'opération on remplaça le tampon
par de la gaze iodoformée, qui fut enlevée le 3e jour
sans inconvénient.

Les résultats de l'opération furent surprenants,
Tandis que le décubitus horizontal pouvait à peine
être supporté avant l'opération, immédiatement après,
la modification fut considérable, et le malade avait la
sensation que tout obstacle respiratoire avait disparu.
Le deuxième jour, il quittait le lit, et, le quatrième
jour, il pouvait se promener dans la chambre. On
constate que la dyspnée et la dilatation veineuse
superficielle ont disparu. Le bord inférieur est bien
mobile. Les repas se font sans difficulté. L'expansion
respiratoire du thorax, qui, avant l'opération, n'était
que de 1 cm. dans les inspirations les plus profondes,
est maintenant de 5 cm.

Dans les fragments cartilagineux réséqués, on ne
trouve pas les lésions décrites par FREUND ; il n'y a
que quelques foyers calcaires et quelques taches
jaunâtres qui paraissent absolument normales chez un
homme de cet âge.

<h3 style="text-align:center">OBSERVATION XIII</h3>

BAYER. — Prager medizinische Wochenschrift,
13 février 1908.

Jeune fille de 20 ans, possédant un bon état
général n'ayant jamais été malade. En juin 1907, elle
remarque que les côtes supérieures font une saillie

plus forte à droite qu'à gauche. En même temps
apparaissent des douleurs dans les côtes et dans les
muscles pectoraux ; puis ces douleurs deviennent
intolérables dans les mouvements et augmentent
d'intensité. L'exploration du poumon n'y décèle
aucune lésion. La région thoracique droite montre
une modification de forme consistant en ce que
les 2ᵉ, 3ᵉ et 4ᵉ côtes sont très fortement convexes
en avant ; tandis que la région pectorale gauche est
plutôt aplatie, la moitié correspondante droite est
le siège d'une voussure manifeste. La palpation et
l'examen radioscopique donnent les mêmes résultats.
Le contour des côtes est très net ; il n'y a aucune
inégalité de forme, aucune douleur à la pression. On
attend que le diagnostic se précise.

Le 9 décembre 1907, la malade revient ; les douleurs
sont toujours très vives ; tout travail est devenu
impossible. Rien de nouveau à l'examen, à part une
légère sensibilité des côtes à la pression. On fait par
exclusion le diagnostic de la maladie des cartilages
costaux décrite par FREUND. En faveur de cette hypo-
thèse il y avait : 1° la lésion plus prononcée des 2ᵉ
et 3ᵉ côtes ; 2° la localisation à droite en rapport
avec la durée relativement courte de la maladie.

Opération le 10 décembre 1907. Chloroforme. Incision parallèle au deuxième cartilage costal. Détache-
ment à la rugine du périchondre, qui montre déjà les
lésions macroscopiques décrites par FREUND ; cartilage
trouble, d'aspect laiteux, à couleur tirant sur le jaune ;
couches périphériques constituées par un tissu dense
et ferme, tandis que les parties centrales sont plus
molles. Le cartilage fut réséqué sur une longueur de
3 centim. La côte était normale. On découvre les
troisième et quatrième cartilages par une incision
parallèle au bord inférieur du troisième ; ils montrent

une coloration et une consistance analogues au fragment enlevé précédemment. On résèque 2 centim. 5 du troisième cartilage et 2 centim. du quatrième. Les côtes ainsi libérées retombent au niveau normal et se rapprochent du sternum.

Après l'opération, les deux moitiés de la poitrine avaient presque la même forme, avec cependant toujours une petite différence due à la modification de courbure des côtes.

Suites opératoires normales. Sort le 25 décembre.

Le 13 janvier 1908, il existe encore dans quelques mouvements des douleurs légères, mais beaucoup moindres qu'auparavant; la moitié droite de la poitrine est encore un peu plus élevée que l'autre.

L'examen des fragments cartilagineux a montré un ramollissement central de la substance fondamentale, avec, par places, fonte des capsules cartilagineuses et multiplication des éléments cellulaires.

OBSERVATION XIV

SEIDEL. — *Beitrage zur klinischen Chirurgie, 1908*, page 808.

Femme de 64 ans. Elle avait de la gêne respiratoire depuis de nombreuses années, mais depuis deux ans la dyspnée est continue. Le thorax est rigide, la forme en tonneau très accentuée. Les deuxième, troisième, quatrième cartilages costaux droits et gauches sont très déformés. L'expansion respiratoire du thorax est de 2 centim.; la capacité vitale de 1.300 cmc. La limite inférieure du poumon siège en avant, au bord inférieur de la septième côte, en arrière, à hauteur de la douzième dorsale.

Opération sous chloroforme. Incision parallèle au

bord droit du sternum. Dissociation des fibres du grand pectoral. Résection à la scie de Gigli des deuxième, troisième, quatrième et cinquième cartilages costaux droits sur une étendue de 15 millimètres. On extirpe le périchondre postérieur dans le lit de chaque cartilage réséqué, et un lambeau musculaire du grand pectoral est interposé au niveau des deuxième et troisième cartilages.

Suites opératoires normales. Lever le 3ᵉ jour. Sept semaines après l'opération, la malade est absolument transformée; elle peut accomplir certains travaux, marcher rapidement sans avoir de dyspnée. L'expansion respiratoire du thorax est de 4 cm. La limite inférieure du poumon siège en avant au bord inférieur de la 6ᵉ cote et en arrière à hauteur de la 11ᵉ vertèbre dorsale. La capacité vitale est montée à 1.900 cmc.

PRONOSTIC

Résultats opératoires

————

L'opinion de tous les auteurs allemands est unanime sur un point : c'est que la bénignité de l'intervention est indiscutable. Malheureusement, le cas opéré par M. LAMBRET est de nature à assombrir le pronostic, car la mort survint, 48 heures après la chondrectomie, dans une crise terrible d'œdème pulmonaire. Ce décès doit-il être admis comme étant la conséquence de l'intervention? C'est une chose discutable, car pourquoi le malade n'eut-il pas d'œdème pulmonaire immédiatement après la chondrectomie, comme dans l'emphysème classique *e vacuo?* Comme le dit l'auteur lui-même, ce n'est peut-être qu'une simple coïncidence, l'œdème étant survenu chez ce malade comme il peut survenir chez tout porteur de lésions pulmonaires graves. En tout cas, le problème ne pourra être résolu qu'après une statistique d'opérations plus nombreuses.

Pour tous les autres opérés, la guérison opératoire fut rapide, et si, dans quelques cas, le bénéfice n'a pas été persistant, les malades n'ont jamais souffert ultérieurement des conséquences de l'opération. Aussi nous allons examiner en détail les résultats opératoires immédiats et éloignés, en éliminant toutefois les observations V et VI (FRIED-RICH), qui sont vraiment trop peu détaillées.

Résultats opératoires immédiats

Dans tous les cas, l'amélioration a été surprenante et s'est manifestée pour les symptômes fonctionnels prépondérants : atténuation considérable de la dyspnée, qui, dans quelques cas, a complètement disparu en un ou deux jours; disparition des crises de suffocation; le malade peut marcher, parler ; il peut dormir toute la nuit sur le dos, sans que ces tentatives amènent, comme auparavant, des paroxysmes de dyspnée. Quelquefois, on a pu voir une atténuation rapide des troubles de la circulation veineuse superficielle. Enfin, constatation importante, après chaque section cartilagineuse, on a vu la côte sectionnée osciller librement, suivant le rythme normal des mouvements respiratoires.

Résultats opératoires éloignés

Les malades ont souvent conservé l'amélioration des symptômes fonctionnels que leur avait procurés l'opération. Dans deux cas tous les troubles respiratoires reparurent, au bout de trois mois dans le cas de Morn et Von Bramann, au bout de sept semaines chcz le premier opéré de Goodman et Waschmann ; et, ce qui est une preuve rationnelle de la théorie de Freud, dans chacun de ces deux cas le thorax était redevenu rigide, les cartilages réséqués s'étaient régénérés.

Des constatations objectives fixent d'une façon mathématique le bénéfice de la chrondrectomie ; le thorax est redevenu et resté mobile. La mesure de l'amplitude respiratoire du thorax a montré qu'elle avait gagné quelques centimètres ; alors qu'avant l'intervention elle était de un ou deux centimètres, après celle-ci elle monte à cinq ou sept centimètres. Quand une seconde opération a été pratiquée, elle a été suivie aussi d'un accroissement de l'expansion thoracique. Le spiromètre a donné l'augmentation de la capacité vitale qui, sans atteindre le taux normal, a souvent gagné de 800 à 1.000 centimètres cubes. Le bord inférieur des poumons se mobilise, il remonte au-dessus de ses limites précédentes. Enfin la respiration, de purement abdominale qu'elle était, a repris un type costal.

Si l'amélioration a été constante, elle n'a pas été comparable dans tous les cas. Cela tient à ce que des cas de gravité diverse ont été opérés, aussi pour les apprécier correctement, convient-il de les diviser en emphysèmes compliqués ou non d'altérations cardiaques.

1° **Emphysème compliqué de dilatation du cœur.** — Dans le cas de Morii Von Bramann, le malade étant en imminence d'asphyxie, la dyspnée fut améliorée, la respiration devint facile, et le sommeil paisible dans le décubitus horizontal; mais l'œdème, l'ascite, et les accidents cardiaques ne subirent qu'une atténuation légère et graduelle. Chez l'opéré de Cohn l'amélioration fut plus décisive et porta sur les phénomènes respiratoires et circulatoires.

2° **Emphysème compliqué de légers accidents circulatoires, dilatation veineuse superficielle, artério-sclérose, pouls un peu irrégulier.** — La plupart des opérés rentrent dans cette catégorie. Chez eux disparition complète de toute gêne respiratoire et de toute manifestation des accidents circulatoires ébauchés.

3° **Emphysème avec troubles circulatoires.** — Ici, le résultat a été superbe; l'opéré de Passler et Seidel pouvait courir 3oo mètres et parler immédiatement sans aucune gêne; il pouvait monter rapidement un escalier, porter de lourds fardeaux, et il sortait de l'hôpital pour reprendre son métier.

En résumé, sur quatorze interventions, nous avons :

Une mort, peut-être indépendante de l'opération;

Deux résultats négatifs, dus à la régénération des cartilages réséqués;

Onze résultats positifs.

Devant ces résultats opératoires, est-on en droit de parler de guérison de l'emphysème? La prudence défend encore de rien affirmer sur ce point. Toutes ces opérations sont en effet encore récentes, et la plupart des opérés n'ont été suivis que pendant quelques mois. Deux opérés ont été revus après un temps déjà appréciable : un an pour celui de PASSLER et SEIDEL, 7 mois pour celui de STIEDA; tous deux conservaient l'état excellent que leur avait donné l'opération.

La chondrectomie est donc susceptible de donner dans l'emphysème pulmonaire des résultats impossibles à obtenir par toute autre méthode de traitement; et, si on ne peut rien préjuger sur la durée de ces succès, il est permis d'affirmer qu'elle est d'une utilité incontestable.

DIAGNOSTIC

Moyens d'exploration

L'intervention ne s'adressant qu'à l'emphysème essentiel, il importe d'apprécier d'abord, par l'examen local, les altérations des cartilages, la dilatation et la rigidité thoracique, de même que le degré des modifications pulmonaires consécutives. Freund, et avec lui Hildebrand, Grœdel, Seidel accordent à cet examen local une grande importance et le décrivent avec soin.

1° Inspection. — Par l'inspection, on déterminera d'abord les caractères généraux de l'habitus emphysémateux avec thorax en tonneau largement évasé par le bas. La dilatation rigide partielle progressive se caractérisera par l'asymétrie des deux moitiés de la poitrine. Dans la dilatation rigide généralisée, le cou paraît court et largement implanté sur les épaules. La distance entre le bord supérieur du manubrium et le cartilage thyroïde paraît diminuée. Le sternum paraît presque immobile. Les mouvements respiratoires du thorax ne possèdent qu'une faible amplitude; ils se font par des secousses brusques et presque convulsives.

2° PALPATION. — La palpation directe des cartilages costaux montrera qu'ils sont épaissis, irréguliers, rigides ; que l'inspiration ne s'accompagne pas de leur mouvement spiroïde normal. Quelquefois, on les sentira même incurvés en avant. Pour la palpation du premier cartilage costal, il est nécessaire de prendre une attitude spéciale. Le patient assis, l'épaule est élevée et portée le plus possible en avant et en dedans ; le visage est rapproché de l'épaule, le nez cherchant à toucher la clavicule. Il résulte de cette position que les creux sus et sous-claviculaires se dépriment. En plaçant un index sous la clavicule et l'autre au-dessus, il est facile d'arriver sur le bord supérieur et la face antérieure du premier cartilage costal, et d'apprécier ainsi l'état lisse ou la rugosité, l'épaisseur, la mobilité de ce cartilage.

3° MENSURATION. — La mensuration nous donne les différentes dimensions de l'orifice supérieur du thorax. La détermination du diamètre antéro-postérieur de cet orifice se fait en prenant avec un compas la distance qui sépare l'apophyse épineuse de la première dorsale du point le plus élevé du manubrium. Ce diamètre, qui, chez un homme normal d'une taille de 1 m. 60, est de 13 cm., et qui pour une femme de 1 m. 50, est de 11 cm. 5, peut aller jusqu'à atteindre 14 cm. 6.

La mensuration du diamètre transversal se fait en prenant la distance séparant les deux apophyses coracoïdes ; mais, en raison de la difficulté de

déterminer exactement les points de repère, elle
ne donne pas de résultats constants:

4º EXPLORATION A L'AIGUILLE. — Faite habile-
ment, l'exploration du cartilage à l'aiguille ne
détermine aucune douleur appréciable. Pour cela,
il faut tendre la peau entre le pouce et l'index
gauches, au-dessus du cartilage, et pousser d'un
coup rapide et franc. La pénétration d'un cartilage
normal s'accompagne d'une sensation difficile à
décrire, sensation d'élasticité régulière interrompue ;
la sensation obtenue en retirant l'aiguille est aussi
caractéristique. L'introduction de l'aiguille dans le
cartilage altéré est déjà beaucoup plus difficile ;
on a la sensation d'une résistance dure, rugueuse
et de non élasticité. Dans le 1er stade de la
dégénérescence, alors qu'une couche assez épaisse
du cartilage normal entoure la portion interne
dégénérée, l'aiguille pénètre d'abord facilement à
travers la couche périphérique, et on a la sensation de résistance en arrivant sur le centre ; si
l'on retire lentement l'aiguille, on remarque qu'elle
adhère assez fortement dans la profondeur, et
qu'après avoir éprouvé un léger ressaut à la limite
des portions dégénérées, elle traverse facilement
à rebours la couche périphérique. Quand le
cartilage tout entier est altéré, la sensation de
résistance rugueuse et la difficulté de la pénétration existent dès le début. Parfois, quand la
calcification est limitée aux couches périphériques
du cartilage, la sensation obtenue par la ponction

est analogue à celle qu'on perçoit en traversant la couche corticale amincie d'un ostéo-sarcome central.

Cette exploration à l'aiguille, qui, facile sur le cadavre, nécessite sur le vivant une certaine habitude, surtout pour le premier cartilage, est pour FREUND de la dernière importance. Elle renseigne de très bonne heure sur les modifications du cartilage, alors que les résultats fournis par l'inspection et palpation sont encore vagues. Néanmoins, elle semble n'avoir été employée que très peu par les auteurs des opérations citées plus haut, car ils ne la mentionnent que rarement.

5º RADIOSCOPIE. — C'est un mode d'exploration très important. Par lui, on apprécie la transparence ou l'opacité des cartilages, leur longueur et l'étendue des mouvements des côtes, l'activité ou l'inertie du diaphragme.

6º MESURE DE L'EXPANSION RESPIRATOIRE THORACIQUE. — La mesure de l'expansion respiratoire du thorax se fait en prenant la différence d'amplitude des mouvements respiratoires du thorax entre l'inspiration forcée et l'expiration forcée. Pour éviter toute cause d'erreur, il est nécessaire de prendre un point de repère constant comme le mamelon. Ce mode d'exploration est très intéressant, en ce sens que, comme le suivant, il permet d'établir nettement le bénéfice qu'a apporté l'opération à la mobilité thoracique.

7° MESURE DE LA CAPACITÉ VITALE. — La mesure de la capacité vitale, déterminée par le spiromètre, donne l'effet utile produit par les mouvements respiratoires, c'est-à-dire la masse d'air qui entre et qui sort de l'appareil respiratoire à chaque mouvement d'inspiration. Elle est normalement de 3.700 centimètres cubes en moyenne ; chez nos malades, on la trouvera souvent considérablement réduite. Quánd on la mesure après l'opération pour rechercher le bénéfice donné par celle-ci, il n'est pas rare de trouver une diminution sensible. Cette diminution est due à ce que, pendant les jours qui suivent immédiatement la chondrectomie, le malade respire comme s'il avait des fractures de côtes multiples et se garde bien de faire des inspirations profondes. Lorsque la plaie opératoire est guérie, la capacité vitale remonte bien vite au delà de ce qu'elle était avant l'opération. Ainsi, dans le cas de PASSLER et SEIDEL, avant l'opération, elle était de 2.000 cc., quatre jours après de 1.200 cc. et, cinq semaines après, de 2.700 cc.

Enfin, en dehors de ces moyens spéciaux, il est nécessaire, pour la précision et la détermination des indications, de réunir tous les éléments de diagnostic par les modes ordinairement employés : percussion et auscultation du thorax, recherche des phénomènes bronchitiques , exploration du cœur et de la circulation, examen des urines.

INDICATIONS

Les indications doivent être basées théoriquement sur la pathogénie et la pathologie de l'emphysème. Il ne s'agit donc pas d'opérer les cas où il n'existe aucune dilatation thoracique ; la chondrectomie n'est pas indiquée dans l'emphysème primitif dû à des accès d'asthme, à un rétrécissement passager ou permanent de l'arbre bronchique. Mais quelle conduite tenir quand ce même emphysème primitif se complique secondairement de dilatation rigide du thorax ? Les avis sont très partagés sur ce point ; la plupart des auteurs penchent pour l'abstention. Cohn s'étonne de cette conclusion et pense que l'opération est indiquée pour presque tous les emphysèmes primitifs ou consécutifs, pourvu qu'il existe de la dilatation thoracique rigide.

L'opération ne paraît véritablement susceptible de donner de bons résultats que dans l'emphysème de Freund, l'emphysème alvéolaire essentiel dû à la dilatation thoracique rigide. Comme le dit Lejars, « l'opération ne devient rationnelle que devant ces » volumineux thorax dilatés et rigides, en tonneau, » en l'absence de tout obstacle respiratoire défini,

» et alors que la radioscopie aura permis de cons-
» tater l'épaississement irrégulier et la déformation
» des cartilages, l'immobilité de la paroi en atti-
» tude d'inspiration forcée, l'abaissement et la
» tension du diaphragme ».

FREUND recommande surtout d'opérer précoce-
ment. La chondrectomie ne peut guère être plus
précoce que dans le fait de BAYER. Les seules
indications furent alors la voussure de la région
pectorale droite, la douleur spontanée et à la pression des cartilages costaux légèrement déformés,
alors qu'il n'existait encore aucune modification
consécutive des poumons.

Pour PASSLER et SEIDEL le terme de l'opération
est le moment où le patient devient dyspnéique
après des efforts de moyenne intensité, alors que
cette dyspnée ne peut reconnaître d'autre cause
que l'emphysème ; au-delà de ce stade toute opération est contrindiquée. Pour eux, quand il existe
de l'insuffisance cardiaque, de l'albumine dans les
urines, des troubles dans la circulation, la mobilisation opératoire du thorax ne servira à rien ;
elle peut même être dangereuse en raison de la
diminution de la capacité vitale dans les jours
suivant immédiatement l'opération.

Les malades consentiraient peu souvent à se
laisser opérer, si l'on s'en tenait à cette indication :
car à ce stade de leur affection la dyspnée est
encore peu gênante et n'est pas sujette à des
crises paroxystiques. D'ailleurs ne voyons-nous pas

que sur 14 opérations 7 furent entreprises sur des sujets dont le cœur et la circulation étaient loin d'être intacts. Dans le premier cas, d'HILDEBRAND, l'opération fut entreprise sous la pression d'accidents menaçants, et si l'insuffisance cardiaque fut peu influencée, l'amélioration de la dyspnée fut remarquable. Le résultat de la chondrectomie ne peut être parfait que si les manifestations secondaires dues à l'état de dilatation rigide du thorax peuvent encore être réparées ; cependant on peut obtenir même alors une atténuation appréciable des symptômes fonctionnels et suffisante pour légitimer l'intervention comme dans le cas que nous venons de citer ; il est prudent alors de n'exciser d'abord que quelques cartilages, de procéder par opérations successives. Quelquefois même, après la mobilisation thoracique, sous l'influence de la meilleure ventilation du poumon, on aura le bonheur de voir les troubles circulatoires consécutifs disparaître comme chez les opérés de STIEDA et COHN.

En résumé, pour nous l'opération de FREUND est toujours indiquée dans l'emphysème consécutif à la dilatation rigide du thorax ; l'insuffisance cardiaque, la bronchite, l'œdème, l'albuminurie ne la contrindiquent pas, ils nécessitent simplement la précaution de procéder par opérations successives. Peut-être, comme le veut COHN, l'opération est-elle encore indiquée, quand avec la dilatation thoracique, il existe un emphysème pulmonaire reconnaissant d'autres causes,

TECHNIQUE OPÉRATOIRE

L'opération est facile. Mener une incision parallèle au bord du sternum, recourbée ou non à ses extrémités, allant depuis le bord inférieur de la clavicule jusqu'au bord inférieur du 5me cartilage costal. Arrivé sur le grand pectoral, on ne doit pas l'inciser, mais sur chaque cartilage à réséquer dissocier ses fibres à la sonde cannelée. Alors il faut inciser le périchondre et commencer à le décoller du cartilage avec la rugine, la résection devant toujours être faite sous-périchondrale. Il n'est d'ailleurs pas nécessaire (SEIDEL) de libérer le cartilage au niveau de sa face postérieure dans toute l'étendue qu'on désire réséquer, il suffit d'avoir assez d'espace pour passer commodément la scie de Gigli avec une aiguille de DESCHAMPS. SEIDEL recommande de ne jamais sectionner le cartilage avec le costotome ou le bistouri. Quand la section linéaire est terminée, on saisit les deux fragments et on les écarte avec un davier ; on peut alors agir commodément sur la face postérieure du cartilage, et procéder à l'autre section. Pour toutes ces manœuvres, il faut prendre garde à la plèvre qui n'est jamais épaissie.

Il ne faut jamais, en effet, se borner à une simple section du cartilage, mais toujours en réséquer un fragment. L'étendue du fragment à réséquer doit être de 2 à 3 centim. pour assurer largement la mobilisation. Il est important de se borner toujours à la résection cartilagineuse et de ne pas intéresser l'extrémité de la côte, car en ce point s'insère le triangulaire du sternum. Or, ce muscle étant très hypertrophié dans l'emphysème, et jouant un rôle très important au cours de l'expiration, il est nécessaire de le respecter. Cependant STIEDA dit qu'on peut faire porter la résection sur la deuxième côte elle-même, car le triangulaire ne s'y insère point.

Combien de cartilages doit-on réséquer? Pour obtenir une mobilisation suffisante, il est nécessaire de réséquer au moins les deuxième, troisième, quatrième et cinquième cartilages du côté droit; en effet dans le cas d'HILDEBRAND et de MORH et VON BRAMANN, les accidents reparurent, il fallut procéder à une seconde opération.

Doit-on opérer les deux côtés de la poitrine en une ou deux séances? Les cartilages droits et gauches étant généralement malades au moment où le patient se fait opérer, il semble théoriquement nécessaire de les réséquer les uns comme les autres pour mobiliser le thorax et de le faire en une seule séance. STIEDA a pratiqué la résection bilatérale dans son cas et son malade supporta admirablement l'opération; il dit que cette résection bilatérale en un seul temps est la vraie méthode quand les lésions sont identiques des deux côtés. Cependant la résection unilatérale a donné de beaux succès à PASSLER et SEIDEL, à COHN, à GOODMAN et WASCHMANN (3e cas); comme cette résection unilatérale à droite s'est montrée souvent suffisante, il paraît indiqué de s'y borner tout d'abord; si les troubles respiratoires ne sont pas suffisamment atténués, on pourra alors réséquer les cartilages gauches. Il nous semble pourtant que dans une opération précoce, le cœur et les reins étant sains, l'opération bilatérale pourra sans danger être réalisée en une seule séance.

SEIDEL, contrairement à FREUND et aux autres opérateurs, trouve que le premier cartilage costal est si souvent altéré qu'il y a intérêt à le réséquer. L'exploration à l'aiguille et la radioscopie suffisent pour diagnostiquer les altérations du premier cartilage. Cette résection est, dit-il, sans difficulté. Il n'est pas nécessaire d'enlever la moitié interne de la clavicule pour mettre à découvert le premier cartilage. Il suffit d'enlever fragment par fragment, avec des pinces gouges de plus en plus fines, pour y creuser une brèche suffisante.

La régénération des cartilages réséqués ayant amené deux fois la réapparition de tous les accidents, plusieurs chirurgiens ont tenté d'obvier à cet inconvénient par des moyens divers. STIEDA, COHN, GOODMAN et WASCHMANN (2e cas) ont préconisé l'ablation du périchondre postérieur, qui a aussi l'avantage de permettre la dépression de la plèvre centrale dans la profondeur. LAMBRET et SEIDEL ont fixé entre les deux fragments des fibres musculaires du grand pectoral. On a employé (GOODMANN) le périchondre postérieur disséqué comme corps étranger, et on l'a fixé sur la tranche du bout costal correspondant. Ces pratiques paraissent toutes également recommandables; mais l'interposition musculaire semble être le moyen de choix, elle est plus rapide et expose moins à l'ouverture de la plèvre.

Deux accidents sont à craindre au cours de l'intervention, l'hémorragie et le pneumothorax. Les hémorragies qui peuvent se produire sont dues en général à la déchirure de vaisseaux perforants venant de la mammaire interne; le meilleur moyen de les éviter est de disséquer avec des instruments mousses; il sera d'ailleurs rarement nécessaire de faire une ligature, car le sang s'arrête par compression.

Le pneumothorax est dû à la blessure de la plèvre. Pour l'éviter il s'agit de ruginer avec beaucoup de précautions le périchondre postérieur. Cet accident ne paraît pas grave. Il se produisit dans le cas de COHN, et il n'eut aucune suite fâcheuse. Cependant, s'il se produisait chez un malade asphyxiant, à cœur taré, il faudrait employer les appareils à hyperpression; d'ailleurs, comme le dit SEIDEL au cours de cette intervention, il est toujours prudent d'avoir sous la main un de ces appareils prêt à fonctionner.

CONCLUSIONS

1º L'opération de Freund est, dans l'emphysème pulmonaire essentiel, une méthode thérapeutique d'une utilité incontestable ; elle apporte, par les résultats obtenus, une confirmation éclatante de la théorie de Freund dans la pathogénie de l'emphysème pulmonaire.

2º Son pronostic, très probablement bénin, a besoin, pour être jugé, du témoignage d'observations plus nombreuses.

3º Elle est toujours indiquée dans l'emphysème pulmonaire essentiel avec dilatation rigide du thorax ; l'insuffisance cardiaque, la bronchite chronique, l'albuminurie ne constituent pas des contre-indications.

4º L'opération doit, autant que possible, être précoce, avant l'apparition de la dyspnée continue, car c'est alors qu'elle est susceptible de donner ses meilleurs résultats.

5º La résection unilatérale est suffisante dans la majorité des cas.

6º L'opération ne comporte aucune difficulté

technique ; il est important de prévenir la régénération du cartilage par l'interposition de lambeaux musculaires ou l'ablation du périchondre.

7° Il est impossible de dire actuellement qu'elle procure une guérison complète, mais les opérés, revus à une assez longue échéance, permettent d'espérer que les résultats acquis le seront définitivement.

BIBLIOGRAPHIE

FREUND. — *Berliner Klinische Wochenschrift*, 6 janvier,
13 janvier, 18 août 1902.

» *Zeitschrift fur experimentelle Pathologie
und Therapie*, page 473, 1906.

» *Munchener medizinische Wochenschrift*,
26 novembre 1907.

» *Thérapeutische Monatschrift*, juin 1902.

Semaine médicale, 1901, pages 421 et 431.

» 1902, pages 7 et 39.

MORH. — *Berliner Klinische Wochenschrift*, 8 juillet 1907.

PASSLER et SEIDEL. — *Munchener medizinische Wochenschrift*, 17 septembre 1907.

LEJARS. — *Semaine Médicale*, 6 décembre 1907.

BRAUER. — *Munchener medizinische Wochenschrift*,
7 janvier 1908.

LAMBRET. — *Echo médical du Nord*, 5 avril 1908.

COHN. — *Deutsche medizinische Wochenschrift*, 5 mars
1907.

BAYER. — *Prager medizinische Wochenschrift*, 13 janvier 1908.

GOODMAN et WASCHMAN. — *Medical Record*, 16 mai 1908.

STIEDA. — *Munchener medizinische Wochenschrift*,
26 novembre 1907.

GROEDEL. — *Munchener medizinische Wochenschrift*, 7 avril 1908.

VON HENSEMAN. — *Berliner Klinische Wochenschrift*, 8 juillet 1907.

SEIDEL. — *Beitrage zur Klinischen Chirurgie*, page 808, 1908.

HOFBANER. — *Wiener medizinische Presse*, 17 novembre 1907.

ROTHSCHILD. — *Berliner Klinische Wochenschrift*, 8 juillet 1907.

LENORMANT. — *Journal de Chirurgie*, septembre 1908.

AMEUILLE. — Thèse de Paris, 1908.

Bon à imprimer :
Le Président de la thèse,
V. CARLIER.

Vu : *Le Doyen,*
F. COMBEMALE

Vu et permis d'imprimer :
A Lille, le 1ᵉʳ décembre 1908
Le Recteur de l'Académie
G. LYON

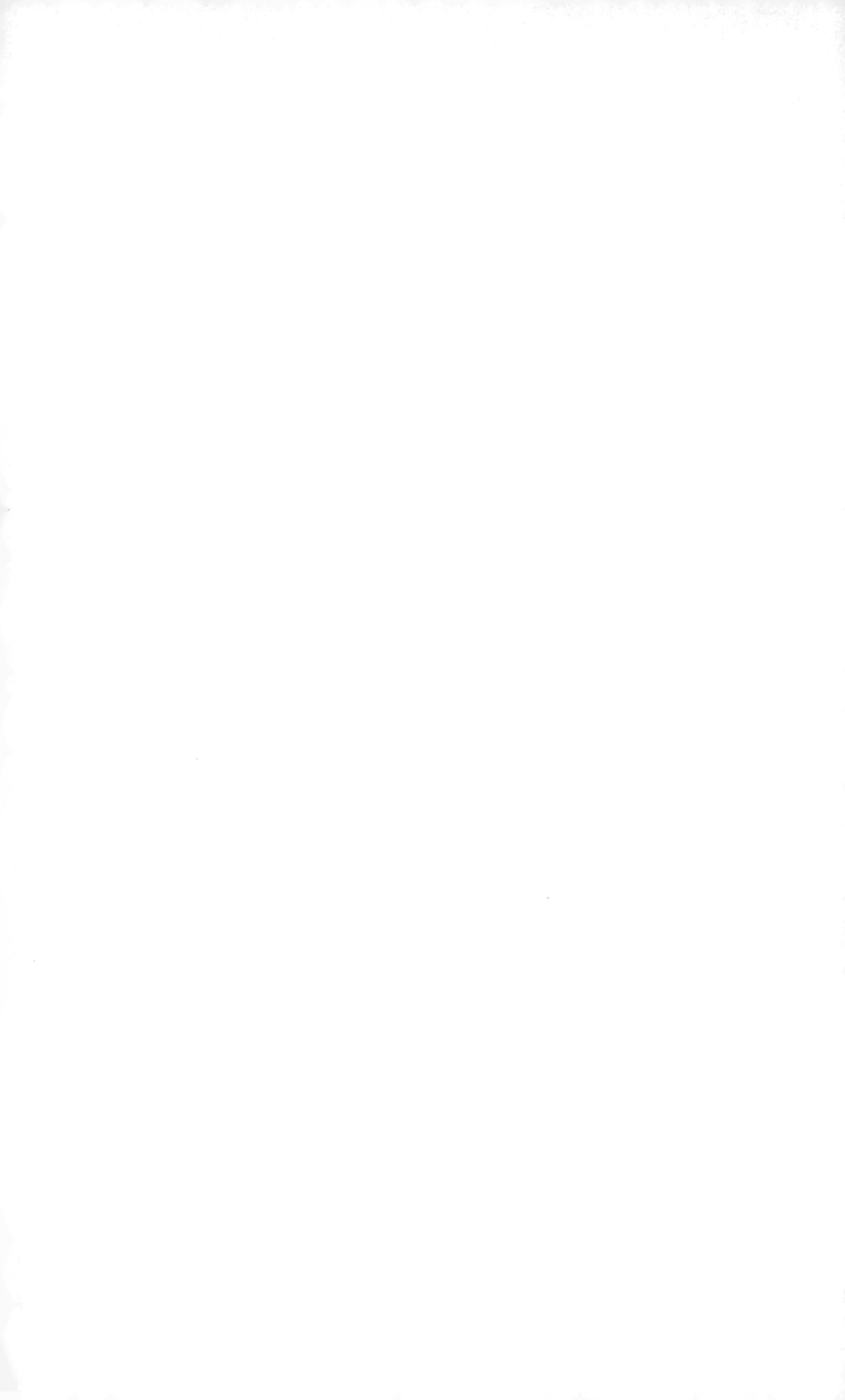

9 782019 950910